49 Recetas de Jugos Muy Sabrosas Para el Cáncer de Piel:

Permita Que su Piel Se Recupere Completamente y Elimine las Células Cancerígenas Rápida y Naturalmente

Por

Joe Correa CSN

DERECHOS DE AUTOR

© 2017 Live Stronger Faster Inc.

Todos los derechos reservados

La reproducción o traducción de cualquier parte de este trabajo, más allá de lo permitido por la sección 107 o 108 del Acta de Derechos de Autor de los Estados Unidos, sin permiso del dueño de los derechos es ilegal.

Esta publicación está diseñada para proveer información precisa y autoritaria respecto al tema en cuestión. Es vendido con el entendimiento de que ni el autor ni el editor están envueltos en brindar consejo médico. Si éste fuese necesario, consultar con un doctor. Este libro es considerado una guía y no debería ser utilizado en ninguna forma perjudicial para su salud. Consulte con un médico antes de iniciar este plan nutricional para asegurarse que sea correcto para usted.

RECONOCIMIENTOS

Este libro está dedicado a mis amigos y familiares que han tenido una leve o grave enfermedad, para que puedan encontrar una solución y hacer los cambios necesarios en su vida.

49 Recetas de Jugos Muy Sabrosas Para el Cáncer de Piel:

Permita Que su Piel Se Recupere Completamente y Elimine las Células Cancerígenas Rápida y Naturalmente

Por

Joe Correa CSN

CONTENIDOS

Derechos de Autor

Reconocimientos

Acerca Del Autor

Introducción

49 Recetas de Jugos Muy Sabrosas Para el Cáncer de Piel: Permita Que su Piel Se Recupere Completamente y Elimine las Células Cancerígenas Rápida y Naturalmente

Otros Títulos de Este Autor

ACERCA DEL AUTOR

Luego de años de investigación, honestamente creo en los efectos positivos que una nutrición apropiada puede tener en el cuerpo y la mente. Mi conocimiento y experiencia me han ayudado a vivir más saludablemente a lo largo de los años y los cuales he compartido con familia y amigos. Cuanto más sepa acerca de comer y beber saludable, más pronto querrá cambiar su vida y sus hábitos alimenticios.

La nutrición es una parte clave en el proceso de estar saludable y vivir más, así que empiece ahora. El primer paso es el más importante y el más significativo.

INTRODUCCIÓN

49 Recetas de Jugos Muy Sabrosas Para el Cáncer de Piel: Permita Que su Piel Se Recupere Completamente y Elimine las Células Cancerígenas Rápida y Naturalmente

Por Joe Correa CSN

Este libro incluye los mejores jugos disponibles para la prevención del cáncer de piel, para asegurar que su piel sea fuerte y saludable en el menor tiempo posible. Los jugos son una forma rápida de absorber vitaminas y minerales esenciales para combatir el cáncer, que su cuerpo necesita para protegerse de toxinas dañinas.

Cuando se trata de la prevención del cáncer de piel, usted querrá enfocarse en utilizar bloqueador solar, un sombrero, remeras de mangas largas, o mantenerse en la sombra, pero aún puede hacer mucho más. Una dieta rica en vitaminas y minerales combatientes del cáncer puede hacer una diferencia grande al prevenir el cáncer de piel.

Para prevenir y tratar el cáncer de piel, es crucial mantener un estilo de vida saludable (sin alcohol, sin fumar, haciendo ejercicio regularmente, etc.) y una dieta bien balanceada. Al tratar de prevenir o tratar el cáncer de piel, los buenos hábitos alimenticios pueden reducir significativamente las posibilidades de contraer cáncer, o podrían al menos ayudar a frenar el crecimiento del melanoma.

Los alimentos ricos en antioxidantes, vitaminas A, B, C y D, y otros componentes como los carotenoides (especialmente beta caroteno) han sido demostrados en tener muchas propiedades anti cancerígenas, que ayudan a mantener la piel saludable y bella. Pruebe todas estas recetas de jugos para ver los resultados positivos que estos pueden tener en su piel.

49 RECETAS DE JUGOS MUY SABROSAS PARA EL CÁNCER DE PIEL: PERMITA QUE SU PIEL SE RECUPERE COMPLETAMENTE Y ELIMINE LAS CÉLULAS CANCERÍGENAS RÁPIDA Y NATURALMENTE

1. JUGO PROTECTOR

En este jugo, usted disfrutará los beneficios de los carotenoides, como alfa y beta caroteno, encontrados en zanahorias, y las interacciones de sus componentes que hacen de las zanahorias un vegetal altamente recomendado para la prevención de muchos tipos de cánceres, como el de piel.

Ingredientes:

- 2 zanahorias, sin piel
- 1 manzana
- 1 tallo de apio
- 1 cucharadita miel
- 1 taza agua

Instrucciones:

- ✓ Lavar las zanahorias, manzana y tallo de apio.
- ✓ Poner todos los ingredientes en una licuadora.
- ✓ Mezclar añadiendo agua hasta obtener la consistencia deseada.

2. PODER C+

Las frutas cítricas son altas en vitamina C y otros componentes que les dan propiedades antioxidantes. También, la vitamina C puede reducir la reacción negativa de las quemaduras solares a la radiación UVB, incrementando las capacidades protectoras naturales de nuestra piel.

Ingredientes:

- 1 taza Agua
- 1 taza Té verde
- 1 tamarilla
- ½ cucharadita Cúrcuma

Instrucciones:

- ✓ Lavar la tamarilla.
- ✓ Poner todos los ingredientes en una licuadora.
- ✓ Mezclar añadiendo agua hasta obtener la consistencia deseada.

3. JUGO HIDRATANTE

El té verde tiene muchos beneficios, ya que es conocido por sus propiedades antioxidantes. El té verde contiene catechinas y otros polifenoles, que han sido relacionados con propiedades anti cancerígenas y con ser capaces de proteger su sistema de mutaciones carcinógenas.

Ingredientes:

- 2 tazas Té verde
- 1 taza sandía en cubos
- 1 taza cantalupo en cubos
- ¼ cucharadita jengibre

Instrucciones:

- ✓ Poner todos los ingredientes en una licuadora.
- ✓ Mezclar añadiendo agua hasta obtener la consistencia deseada.

4. DELICIOSO DE BAYAS

Los arándanos y frambuesas están en lo más alto de la lista de frutas antioxidantes y anti carcinógenas; han mostrado contener una variedad grande de efectos anti tumorales potentes contra el cáncer.

Ingredientes:

- 2 tazas Frambuesas
- 1 taza Arándanos
- 2 bananas
- 1 cucharadita polvo de cacao
- 2 tazas agua de coco

Instrucciones:

- ✓ Poner todos los ingredientes en una licuadora.
- ✓ Mezclar añadiendo agua hasta obtener la consistencia deseada.

5. JUGO TROPICAL

Las paltas son una gran fuente de ácidos grasos saludables con omega-3, que se conocen por tener propiedades antiinflamatorias y han sido relacionados con efectos protectores contra el cáncer. Estudios también sugieren que los ácidos grasos con omega-3 ayudan a proteger la piel del daño de rayos UV.

Ingredientes:

- 1 palta, sin carozo y sin piel
- 1 taza cerezas, sin carozo
- 1 cucharadita polvo de cacao
- 1 cucharada copos de coco
- 1 taza agua de coco

Instrucciones:

- ✓ Poner todos los ingredientes en una licuadora.
- ✓ Mezclar añadiendo agua hasta obtener la consistencia deseada.

6. JUGO DE VITALIDAD

El berro es una buena fuente de vitaminas variadas, como A, B y C. También ha sido demostrado que el berro reduce el riesgo de cáncer, incrementa la función inmune, reduce el daño del ADN de las células sanguíneas y tiene grandes propiedades antioxidantes que protegerán su piel de los efectos carcinógenos.

Ingredientes:

- 2 tazas Berro
- ½ Pepino
- 1 taza Frutillas
- 1 taza agua

Instrucciones:

- ✓ Lavar el berro y pepino.
- ✓ Poner todos los ingredientes en una licuadora.
- ✓ Mezclar añadiendo agua hasta obtener la consistencia deseada.

7. PODER DE BAYAS

Las uvas son altamente recomendadas, ya que son una buena fuente de resveratrol, que es un antioxidante poderoso y se cree que ayuda a detener el proceso de envejecimiento en los humanos, haciéndolos una fuente excelente de efectos anti canceríg enos.

Ingredientes:

- 1 taza Uvas
- 1 taza Frambuesas
- ½ taza Jugo de granada
- 1 taza sandía en cubos
- 1 taza agua

Instrucciones:

- ✓ Lavar las uvas y frambuesas.
- ✓ Poner todos los ingredientes en una licuadora.
- ✓ Mezclar añadiendo agua hasta obtener la consistencia deseada.

8. SUPER COL RIZADA

Entre los vegetales crucíferos, la col rizada tiene los niveles más altos de vitaminas. También es una buena fuente de carotenoides y fitonutrientes, que se cree tienen propiedades anti cancerígenas.

Ingredientes:

- 2 tazas Col rizada
- 1 taza ananá en cubos
- ¼ taza de Albahaca
- ½ taza jugo de limón
- 1 taza agua

Instrucciones:

- ✓ Lavar las hojas de col rizada.
- ✓ Poner todos los ingredientes en una licuadora.
- ✓ Mezclar añadiendo agua hasta obtener la consistencia deseada.

9. IMPULSADOR SALVAJE DE RÁBANO

La familia de los vegetales brassica es vasta, y el rábano es uno de sus miembros, como también el brócoli y la col rizada. Esta familia de vegetales es muy conocida por tener componentes con propiedades preventivas del cáncer.

Ingredientes:

- 2 rábanos, en rodajas
- ½ taza cabeza de brócoli, en trozos
- ½ taza col rizada
- 1 taza Jugo de granada
- ¼ taza almendras

Instrucciones:

- ✓ Lavar el rábano, brócoli y col rizada.
- ✓ Poner todos los ingredientes en una licuadora.
- ✓ Mezclar añadiendo agua hasta obtener la consistencia deseada.

10. SUPER JUGO DE BRÓCOLI Y BAYAS

El brócoli es altamente recomendado para una amplia variedad de enfermedades cardiovasculares y cánceres. Es una buena fuente de vitaminas y substancias que han sido demostradas por tener propiedades combativas del cáncer y protección antioxidante.

Ingredientes:

- 2 taza Cabezas de brócoli, en trozos
- 1 taza Arándanos
- 2 tazas Jugo de pomelo

Instrucciones:

- ✓ Lavar los arándanos y brócoli
- ✓ Poner todos los ingredientes en una licuadora.
- ✓ Mezclar añadiendo agua hasta obtener la consistencia deseada.

11. MEGA-D

Para este jugo, queremos realzar las propiedades de las cerezas al utilizar yogurt griego, una fuente natural de vitamina D. Ha habido mucha investigación sobre la relación entre el cáncer de piel y la vitamina D, indicando que cuantos más bajos sean los niveles de vitamina D, se puede relacionar con un riesgo incrementado de desarrollar melanoma, asique impulsémoslo con el jugo MEGA-D.

Ingredientes:

- 2 tazas Cerezas
- 1 banana grande, sin piel
- 2 dátiles
- 1 taza Yogurt griego

Instrucciones:

- ✓ Lavar las cerezas.
- ✓ Poner todos los ingredientes en una licuadora.
- ✓ Mezclar añadiendo agua hasta obtener la consistencia deseada.

12. JUGO PICANTE

La espinaca contiene varios carotenoides y lignanos, que tienen propiedades anti carcinógenas. Añada los cucurbitáceos encontrados en los pepinos, que también tienen propiedades anticancerígenas, y hará que este jugo sea altamente recomendable para mantener su cuerpo hidratado y prevenir los melanomas.

Ingredientes:

- 2 tazas Hojas de espinaca bebé
- 1 pepino, en rodajas
- ½ taza jugo de limón
- 1 taza agua
- ¼ cucharadita pimienta picante

Instrucciones:

- ✓ Lavar el pepino y espinaca.
- ✓ Poner todos los ingredientes en una licuadora.
- ✓ Mezclar añadiendo agua hasta obtener la consistencia deseada.

13. IMPULSADOR DE LICOPENO

Los tomates están repletos de bondad; han mostrado tener propiedades antioxidantes, anti inflamatorias y protectoras del corazón. Muchos estudios han encontrado que un consumo mayor de tomate está asociado con una protección incrementada contra las quemaduras del sol, y una piel más saludable.

Ingredientes:

- 2 tomates
- 1 tallo de apio
- 2 tazas jugo de arándanos agrios
- ¼ cucharadita Cúrcuma

Instrucciones:

- ✓ Lavar los tomates y tallo de apio.
- ✓ Poner todos los ingredientes en una licuadora.
- ✓ Mezclar añadiendo agua hasta obtener la consistencia deseada.

14. MEZCLA DE MELON

El consumo de estos melones – sandía, cantalupo, melón dulce – impulsará su sistema, por el alto contenido de carotenoides, que pueden ayudar a proteger su piel contra radiación ultravioleta dañina del sol.

Ingredientes:

- 1 taza cantalupo en cubos
- 1 taza sandía en cubos
- 1 taza melón en cubos
- 1 taza agua
- 1 cucharadita de jugo de limón

Instrucciones:

- ✓ Poner todos los ingredientes en una licuadora.
- ✓ Mezclar añadiendo agua hasta obtener la consistencia deseada.

15. JUGO ROSA

Las guayabas son una gran fuente de beta caroteno y vitamina C. Estudios han demostrado sus efectos preventivos del cáncer, y también son deliciosas, haciéndolas una de las mejores frutas para empezar a añadir a su dieta preventiva del cáncer.

Ingredientes:

- 2 guayabas, sin piel
- 1 banana grande, sin piel
- ½ taza cerezas, sin carozo
- ½ taza frutillas
- 1 taza agua

Instrucciones:

- ✓ Lavar las cerezas y frutillas.
- ✓ Poner todos los ingredientes en una licuadora.
- ✓ Mezclar añadiendo agua hasta obtener la consistencia deseada.

16. AMANECER DE DAMASCO

En este jugo, usted puede disfrutar los beneficios de los carotenoides, como así también la vitamina D y el selenio, un compuesto relacionado con la reducción del riesgo de desarrollar melanoma.

Ingredientes:

- 2 tazas Rodajas de damasco
- 1 banana grande, sin piel
- ½ taza copos de avena
- 1 taza leche de almendra
- 3 cucharadas Yogurt griego

Instrucciones:

- ✓ Poner todos los ingredientes en una licuadora.
- ✓ Mezclar añadiendo agua hasta obtener la consistencia deseada.

17. IMPULSADOR VIOLETA

Las granadas son una excelente fuente de compuestos preventivos del cáncer, gracias a sus polifenoles y lignanos, ya que estos compuestos son capaces de inhibir las células carcinógenas.

Ingredientes:

- 1 taza Jugo de granada
- 2 tazas Uvas, sin semillas
- 1 taza Arándanos

Instrucciones:

- ✓ Lavar las uvas y bayas.
- ✓ Poner todos los ingredientes en una licuadora.
- ✓ Mezclar añadiendo agua hasta obtener la consistencia deseada.

18. SELENIO TODOPODEROSO

Las nueces brasileras están entre las mejores fuentes de selenio. Este mineral ayuda a proteger su piel de las quemaduras del sol, por sus propiedades para crear enzimas antioxidantes. El selenio también impulsa la efectividad de la vitamina C encontrada en el kiwi.

Ingredientes:

- ½ taza Nueces brasileras
- 1 banana, sin piel
- 1 kiwi, lavado y en rodajas
- 1 higo
- 1 taza agua

Instrucciones:

- ✓ Poner todos los ingredientes en una licuadora.
- ✓ Mezclar añadiendo agua hasta obtener la consistencia deseada.

19. BEBIDA BETA

Los verdes de mostaza son una fuente natural de nutrientes importantes, ya que contienen beta caroteno, vitamina A, vitamina C, calcio y hierro. Especialmente, tiene altos contenidos de beta caroteno, el tan conocido protector de la piel.

Ingredientes:

- 1 taza Verdes de mostaza
- 1 taza mango en trozos
- ½ taza cerezas
- 1 cucharadita jugo de limón
- 1 taza agua

Instrucciones:

- ✓ Lavar los verdes de mostaza y cerezas.
- ✓ Poner todos los ingredientes en una licuadora.
- ✓ Mezclar añadiendo agua hasta obtener la consistencia deseada.

20. ENERGÍA VERDE

La lechuga romana es una de las más nutritivas entre todas las lechugas. Contiene grandes cantidades de beta carotenos, luteína y vitamina K.

Ingredientes:

- 2 tazas Lechuga romana
- 1 pepino, en rodajas
- 1 taza ananá en trozos
- 1 cucharadita jugo de limón
- 1 taza agua

Instrucciones:

- ✓ Lavar la lechuga romana y pepino.
- ✓ Poner todos los ingredientes en una licuadora.
- ✓ Mezclar añadiendo agua hasta obtener la consistencia deseada.

21. JUGO DE ATARDECER

Los compuestos que dan la coloración naranja-amarilla de los damascos, duraznos y calabaza, también proveen propiedades anti carcinógenas. Combine esto con las muchas propiedades de la cúrcuma, como los efectos antioxidante, anti inflamatoria y antibacterial, y tendrá un jugo maravilloso para prevenir el cáncer.

Ingredientes:

- 1 taza puré de calabaza
- 1 taza durazno en trozos
- 1 taza damasco en trozos
- ½ cucharadita cúrcuma
- 1 taza agua
- 4 nueces, en trozos

Instrucciones:

- ✓ Poner todos los ingredientes en una licuadora.
- ✓ Mezclar añadiendo agua hasta obtener la consistencia deseada.

22. IMPULSADOR

En este batido, combinamos mucho poder. Encontraremos propiedades de la bromelina del ananá, más los carotenoides y antioxidantes de la espinaca. Todos estos compuestos le dan a su cuerpo una gran fuente de nutrientes anti cancerígenos.

Ingredientes:

- 1 taza ananá en trozos
- 2 tazas Hojas de espinaca bebé
- ½ cucharadita jengibre
- 1 taza agua

Instrucciones:

- ✓ Lavar las hojas de espinaca bebé.
- ✓ Poner todos los ingredientes en una licuadora.
- ✓ Mezclar añadiendo agua hasta obtener la consistencia deseada.

23. AYUDA K+

La linaza tiene una cantidad substancial de ácidos grasos saludables con omega-3. Como compuestos preventivos del cáncer, estos ácidos grasos juegan un rol importante en la regulación de nuestro sistema inmune, que es un rol valioso al intentar prevenir que las células cancerígenas aparezcan en nuestro cuerpo.

Ingredientes:

- ½ taza linazas
- 1 taza damascos en trozos
- 1 manzana verde, en rodajas
- 1 taza agua

Instrucciones:

- ✓ Lavar la manzana verde.
- ✓ Poner todos los ingredientes en una licuadora.
- ✓ Mezclar añadiendo agua hasta obtener la consistencia deseada.

24. JUGO MENTOLADO

Remarquemos los beneficios de las frambuesas: son una fuente increíble de fitoquímicos diversos, incluyendo ácido elágico y antocianina, los cuales han mostrado inhibir el crecimiento de las células cancerígenas.

Ingredientes:

- 1 taza Frambuesas
- 1 banana, sin piel
- ¼ cucharadita Hojas de menta
- 1 taza agua

Instrucciones:

- ✓ Lavar las frambuesas.
- ✓ Poner todos los ingredientes en una licuadora.
- ✓ Mezclar añadiendo agua hasta obtener la consistencia deseada.

25. JUGO ORIENTAL

La sandía también es altamente recomendada para la prevención del cáncer de piel, porque es una fuente excelente de carotenoides, L-citrulina y cucurbitáceos. Estos compuestos han probado tener propiedades preventivas del cáncer, por lo que tenemos un jugo delicioso y nutritivo.

Ingredientes:

- 1 taza sandía en cubos
- 1 kiwi, sin piel, en cubos
- 1 taza Té verde
- 1 cucharadita miel

Instrucciones:

- ✓ Lavar el kiwi, pelarlo y cortar en cubos.
- ✓ Poner todos los ingredientes en una licuadora.
- ✓ Mezclar añadiendo agua hasta obtener la consistencia deseada.

26. BAYAS DE JÚPITER

Las bayas están entre las más altas de las frutas y vegetales por sus propiedades contra el cáncer. Los arándanos tienen propiedades sorprendentes, incluyendo la capacidad de destruir radicales libres, y mostrar propiedades protectoras del sistema nervioso y cardiovascular.

Ingredientes:

- 1 taza Frutillas
- 1 taza Arándanos
- 1 taza Cerezas
- 1 taza agua

Instrucciones:

- ✓ Lavar las bayas.
- ✓ Poner todos los ingredientes en una licuadora.
- ✓ Mezclar añadiendo agua hasta obtener la consistencia deseada.

27. AMARILLO

La cúrcuma tiene tantos beneficios como antioxidante, anti inflamatorio, antibacterial, neuro protector y cardio protector. Algunos estudios también han demostrado que la cúrcuma tiene una variedad de propiedades anti cancerígenas contra una amplia variedad de cánceres.

Ingredientes:

- ½ cucharadita cúrcuma
- 1 taza papaya en trozos
- 1 taza mango en trozos
- 1 cucharadita jugo de limón
- 1 taza agua

Instrucciones:

- ✓ Poner todos los ingredientes en una licuadora.
- ✓ Mezclar añadiendo agua hasta obtener la consistencia deseada.

28. MEJORADOR DE VIDA

Los mangos están repletos de vitaminas y beta carotenos, mientras que los arándanos y frambuesas son conocidos por sus compuestos fitoquímicos, que les dan excelentes propiedades anticancerígenas.

Ingredientes:

- 1 taza Rodajas de mango
- 1 taza cerezas, sin carozo
- 1 higo
- 1 taza Floretes de brócoli
- 1 taza agua

Instrucciones:

- ✓ Lavar las cerezas y floretes de brócoli.
- ✓ Poner todos los ingredientes en una licuadora.
- ✓ Mezclar añadiendo agua hasta obtener la consistencia deseada.

29. JUGO SAGRADO

El ananá tiene un compuesto único, que ha sido reportado por tener muchas propiedades anti cancerígenas, llamado bromelina. Este compuesto tiene propiedades pro apoptóticas, anti invasivas y anti metastásicas, muy útiles para prevenir el cáncer de piel.

Ingredientes:

- 2 tazas ananá en trozos
- 1 manzana verde
- ½ pepino en rodajas
- ½ cucharadita Jengibre
- 1 taza agua

Instrucciones:

- ✓ Lavar el pepino y manzana.
- ✓ Poner todos los ingredientes en una licuadora.
- ✓ Mezclar añadiendo agua hasta obtener la consistencia deseada.

30. GRAN CURADOR

Un estudio muestra las propiedades anti carcinógenas de la granada, ya que inhibe el crecimiento de tumores de piel. También tiene propiedades para prevenir el cáncer, asique beber jugo de granada usualmente puede ayudarlo a mantenerse lejos del cáncer de piel.

Ingredientes:

- 2 tazas melón en trozos
- 1 kiwi, en rodajas
- 1 taza Jugo de granada

Instrucciones:

- ✓ Lavar el kiwi y cortarlo en rodajas.
- ✓ Poner todos los ingredientes en una licuadora.
- ✓ Mezclar añadiendo agua hasta obtener la consistencia deseada.

31. IMPULSO DE ACELGA

La acelga es uno de los vegetales más saludables disponible. Es una magnífica fuente de compuestos antioxidantes y anti inflamatorios, como beta caroteno, luteína, zeaxantina, kaempferol y quercetina, que pueden jugar un rol en las defensas del cuerpo y salud de la piel.

Ingredientes:

- 1 taza Acelga
- 1 taza ananá en trozos
- ½ taza cerezas, sin carozo
- ½ taza arándanos
- 1 taza agua

Instrucciones:

- ✓ Lavar las cerezas y arándanos.
- ✓ Poner todos los ingredientes en una licuadora.
- ✓ Mezclar añadiendo agua hasta obtener la consistencia deseada.

32. NABO VITALIDAD

Gracias a la alta cantidad de vitamina A encontrada en los verdes de nabo, son realmente buenos para su piel y cabello. También tienen altas cantidades de vitamina C, para ayudar a crear y reparar el colágeno en nuestra piel.

Ingredientes:

- 1 taza Verdes de nabo
- 1 pepino, en rodajas
- 1 taza Jugo de granada
- ½ cucharadita jengibre

Instrucciones:

- ✓ Lavar los verdes de nabo y pepino.
- ✓ Poner todos los ingredientes en una licuadora.
- ✓ Mezclar añadiendo agua hasta obtener la consistencia deseada.

33. PODER NATURAL

Las almendras pueden ayudar a mantener su piel saludable. Son una gran fuente de vitamina E y otros antioxidantes, que ayudan a nutrir la piel. En algunos estudios, hay incluso indicaciones de que comer almendras podría ayudar a nuestro cuerpo a combatir el cáncer de piel y revertir los daños oxidativos.

Ingredientes:

- 8 almendras
- 1 taza arándanos
- 1 taza Frutillas
- 1 taza Yogurt griego
- ¼ cucharadita menta fresca

Instrucciones:

- ✓ Lavar los arándanos y frutillas.
- ✓ Poner todos los ingredientes en una licuadora.
- ✓ Mezclar añadiendo agua hasta obtener la consistencia deseada.

34. DESINTOXICANTE

Los pistachos son un fruto seco fabuloso para incluir en jugos y comidas. Contienen una alta cantidad de luteína y zeaxantina, que han mostrado mejorar la salud y reducir el riesgo de cáncer, particularmente de piel y vista.

Ingredientes:

- ½ taza pistachos, sin costra
- 1 zanahoria
- 1 pepino
- 1 taza Uvas
- 1 taza agua

Instrucciones:

- ✓ Lavar la zanahoria, pepino y uvas.
- ✓ Poner todos los ingredientes en una licuadora.
- ✓ Mezclar añadiendo agua hasta obtener la consistencia deseada.

35. OLYMJUS

El polvo de cacao es la fuente original de la mayoría de los chocolates que comemos cada día. Es la mejor forma de obtener todos los beneficios del chocolate, ya que contiene una mayor cantidad de fitonutrientes. El chocolate incluso tiene más antioxidantes que el té, por lo que es mejor para reducir el riesgo de desarrollar cáncer.

Ingredientes:

- 2 cucharadas Polvo de cacao
- ½ Palta, sin carozo, sin piel
- 1 taza frambuesas
- 1 taza Agua
- 5 almendras

Instrucciones:

- ✓ Poner todos los ingredientes en una licuadora.
- ✓ Mezclar añadiendo agua hasta obtener la consistencia deseada.

36. CAROTENO SANADOR

Las semillas de girasol son un bocadillo perfecto para su salud. Ayudan a prevenir el cáncer por su alto contenido antioxidante, y son una gran fuente de selenio, un compuesto que ha sido probado en tener efectos anti cancerígenos, como la estimulación de la apoptosis de células cancerígenas.

Ingredientes:

- 2 cucharadas Semillas de girasol
- ½ taza Puré de calabaza
- 1 taza damasco, en rodajas
- ½ cucharadita cúrcuma
- 1 taza agua

Instrucciones:

- ✓ Poner todos los ingredientes en una licuadora.
- ✓ Mezclar añadiendo agua hasta obtener la consistencia deseada.

37. VITA GOJI

Las bayas de Goji nos proveen con altos niveles de antioxidantes, vitamina C y vitamina A. Todos estos nutrientes son clave para ayudar a nuestro sistema inmune para mantenerse fuerte y prevenir enfermedades, desde un resfrío común a una enfermedad crónica y peligrosa como el cáncer. Las bayas de Goji promueven una piel saludable y actúan como una medida preventiva natural contra el cáncer de piel.

Ingredientes:

- 1 taza Bayas de Goji
- 1 taza Uvas
- 1 taza Agua de coco
- 1 cucharada Linaza

Instrucciones:

✓ Lavar las uvas y bayas de Goji.
✓ Poner todos los ingredientes en una licuadora.
✓ Mezclar añadiendo agua hasta obtener la consistencia deseada.

38. BONDAD DE UVA

Las uvas están llenas de nutrientes y vitaminas, y fitonutrientes como el resveratrol, que ha sido relacionado con efectos anti cancerígenos en una variedad de cánceres. Las uvas también nos proveen de beta carotenos, flavonoides y antioxidantes, lo que significa que son una comida increíble contra el cáncer.

Ingredientes:

- 1 taza uvas, sin semillas
- 1 banana
- 1 taza Cerezas, sin carozo
- 1 taza Jugo de granada

Instrucciones:

- ✓ Lavar las uvas y cerezas.
- ✓ Poner todos los ingredientes en una licuadora.
- ✓ Mezclar añadiendo agua hasta obtener la consistencia deseada.

39. VERDES Y BAYAS

Las moras están ubicadas entre los más altos alimentos antioxidantes. Esto nos dice que comer más moras, y más bayas en general, puede ayudar a nuestro sistema a eliminar radicales libres y prevenir la proliferación de células carcinógenas.

Ingredientes:

- 1 taza Moras
- 1 taza Frutillas
- 1 taza Floretes de brócoli
- 1 cucharadita miel
- 1 taza agua

Instrucciones:

- ✓ Lavar las moras, frutillas y floretes de brócoli.
- ✓ Poner todos los ingredientes en una licuadora.
- ✓ Mezclar añadiendo agua hasta obtener la consistencia deseada.

40. HIGO COMBATIENTE

Los higos y hojas de higo son alimentos naturales combatientes del cáncer. Los higos tienen antioxidantes poderosos, que son muy efectivos al combatir varios tipos de cáncer. Más específicamente, las hojas de higo pueden ayudar a prevenir el cáncer de piel, por sus combatientes naturales contra el daño de los radicales libres.

Ingredientes:

- 2 higos
- ¼ taza Hojas de higo
- 1 taza papaya en trozos
- 1 taza mango en trozos, sin piel y sin carozo
- 1 taza Yogurt griego

Instrucciones:

- ✓ Lavar el mango y las hojas de higo.
- ✓ Poner todos los ingredientes en una licuadora.
- ✓ Mezclar añadiendo agua hasta obtener la consistencia deseada.

41. INFUSIÓN CÍTRICA

La granada es una buena fuente de compuestos preventivos del cáncer, gracias a sus polifenoles y lignanos. Estos compuestos son capaces de inhibir la proliferación de células cancerígenas, y promover la apoptosis.

Ingredientes:

- 1 taza Jugo de granada
- 2 pomelos
- 1 taza ananá en cubos
- 1 cucharadita miel

Instrucciones:

- ✓ Lavar los pomelos y exprimir el jugo.
- ✓ Poner todos los ingredientes en una licuadora.
- ✓ Mezclar añadiendo agua hasta obtener la consistencia deseada.

42. VERDE

La matcha es el producto final del té verde molido y procesador, pero su polvo tiene 10 veces más antioxidantes que el té. Muchos estudios han demostrado la increíble efectividad de la matcha para prevenir cánceres de todos los tipos.

Ingredientes:

- 1 cucharadita Matcha
- 1 palta, sin carozo, sin piel
- ½ taza cerezas, sin carozo
- 1 tallo de apio
- 1 taza agua

Instrucciones:

- ✓ Lavar las cerezas y el tallo de apio.
- ✓ Poner todos los ingredientes en una licuadora.
- ✓ Mezclar añadiendo agua hasta obtener la consistencia deseada.

43. HIGO

En este jugo, obtenemos las propiedades de los arándanos, almendras, higo y sandía. Todos estos ingredientes son conocidos por sus efectos anti cancerígenos, por sus altos niveles de vitaminas y nutrientes. Con este jugo poderoso, usted podrá nutrir su cuerpo y proteger su piel.

Ingredientes:

- 1 taza Arándanos
- 1 higo
- 1 taza sandía en trozos
- 5 almendras
- 1 taza agua

Instrucciones:

- ✓ Lavar los arándanos.
- ✓ Poner todos los ingredientes en una licuadora.
- ✓ Mezclar añadiendo agua hasta obtener la consistencia deseada.

44. JUGO SOLEADO DE CEREZA

Este jugo no solo es sabroso y maravilloso, sino también una fuente increíble de vitaminas y nutrientes, con muchas propiedades anticancerígenas. Las cerezas nos dan flavonoides, que les dan el color rojo intenso, y poseen compuestos con propiedades antioxidantes, antiinflamatorias y preventivas del cáncer.

Ingredientes:

- 2 tazas cerezas
- 1 taza mango en cubos
- 1 taza ananá en trozos
- 1 taza Jugo de granada

Instrucciones:

- ✓ Lavar las cerezas, mango y ananá.
- ✓ Poner todos los ingredientes en una licuadora.
- ✓ Mezclar añadiendo agua hasta obtener la consistencia deseada.

45. LEVANTA Y BRILLA

Los niveles en sangre de la vitamina D pueden estar altamente relacionados con las posibilidades de contraer cáncer de piel. Una fuente importante de vitamina D es el sol, pero la exposición extendida puede afectar negativamente a nuestra piel. Por esta razón, le traemos este jugo, que provee vitamina D de otra fuente, como la leche de almendra fortificada.

Ingredientes:

- 1 taza leche de almendra con vitamina D
- 1 banana, sin piel
- 2 cucharadas Linaza
- 4 almendras

Instrucciones:

- ✓ Poner todos los ingredientes en una licuadora.
- ✓ Mezclar añadiendo agua hasta obtener la consistencia deseada.

46. DESPIÉRTAME

Las semillas de chía han crecido hasta ser un ingrediente muy popular en bocadillos saludables, ya que estudios han probado que proveen una gran cantidad de antioxidantes, para ayudar a acelerar la reparación de la piel y prevenir daños futuros, como el cáncer de piel.

Ingredientes:

- 2 cucharadas Semillas de chía
- 1 banana, sin piel
- 1 taza ananá en trozos
- 1 cucharadita miel
- 1 taza agua

Instrucciones:

- ✓ Poner todos los ingredientes en una licuadora.
- ✓ Mezclar añadiendo agua hasta obtener la consistencia deseada.

47. PODER CHOCO

Este jugo le traerá muchas vitaminas y nutrientes, incluyendo ácidos grasos con omega-3 de las nueces, los fitonutrientes de las cerezas, los antioxidantes del polvo de cacao y muchas vitaminas con la leche de almendra; todo esto en un jugo delicioso.

Ingredientes:

- 4 nueces
- 1 taza cerezas, sin carozo
- 1 cucharada Polvo de cacao
- 1 taza Leche de almendra

Instrucciones:

- ✓ Lavar las cerezas.
- ✓ Poner todos los ingredientes en una licuadora.
- ✓ Mezclar añadiendo agua hasta obtener la consistencia deseada.

48. JUGO OXI

La tamarilla, o tomate de árbol, es una fruta exótica e increíblemente saludable con altos niveles de vitaminas y nutrientes. Con su interés en proteger su piel y prevenir el cáncer, este jugo tiene que volverse una parte de sus bebidas habituales.

Ingredientes:

- 2 tamarilla, sin piel
- 1 taza Té verde
- 1 taza frutillas

Instrucciones:

- ✓ Lavar el tamarilla y frutillas.
- ✓ Poner todos los ingredientes en una licuadora.
- ✓ Mezclar añadiendo agua hasta obtener la consistencia deseada.

49. DIOS MANGO

Los mangos están repletos de vitaminas y beta carotenos. Estos compuestos les dan a los mangos sus atributos anti envejecimiento, y combinados con sus altos niveles de vitamina A y C, los mangos ayudan a construir colágeno, reparar el daño de la piel y prevenir el cáncer de piel.

Ingredientes:

- 1 taza mango en trozos
- 1 taza té verde
- ½ taza arándanos
- 1 cucharadita cúrcuma

Instrucciones:

- ✓ Lavar los arándanos.
- ✓ Poner todos los ingredientes en una licuadora.
- ✓ Mezclar añadiendo agua hasta obtener la consistencia deseada.

OTROS TITULOS DE ESTE AUTOR

70 Recetas De Comidas Efectivas Para Prevenir Y Resolver Sus Problemas De Sobrepeso: Queme Calorías Rápido Usando Dietas Apropiadas y Nutrición Inteligente

Por

Joe Correa CSN

48 Recetas De Comidas Para Eliminar El Acné: ¡El Camino Rápido y Natural Para Reparar Sus Problemas de Acné En 10 Días O Menos!

Por

Joe Correa CSN

41 Recetas De Comidas Para Prevenir el Alzheimer: ¡Reduzca El Riesgo de Contraer La Enfermedad de Alzheimer De Forma Natural!

Por

Joe Correa CSN

70 Recetas De Comidas Efectivas Para El Cáncer De Mama: Prevenga Y Combata El Cáncer De Mama Con una Nutrición Inteligente y Alimentos Poderosos

Por

Joe Correa CSN

www.ingramcontent.com/pod-product-compliance
Lightning Source LLC
Chambersburg PA
CBHW030302030426
42336CB00009B/498